RÉPUBLIQUE FRANÇAISE

LIBERTÉ — ÉGALITÉ — FRATERNITÉ

ADMINISTRATION GÉNÉRALE DE L'ASSISTANCE PUBLIQUE A PARIS

NOTICE

SUR

L'HOPITAL BOUCICAUT

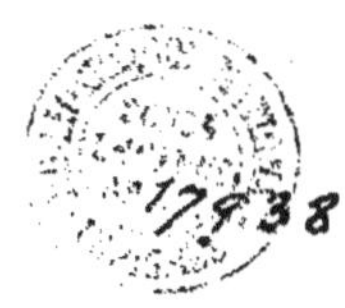

CLERMONT (OISE)

IMPRIMERIE DAIX FRÈRES

3, PLACE SAINT-ANDRÉ, 3

1898

NOTICE

SUR

L'HOPITAL BOUCICAUT

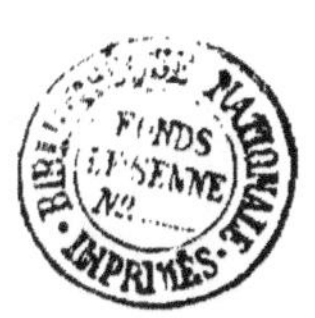

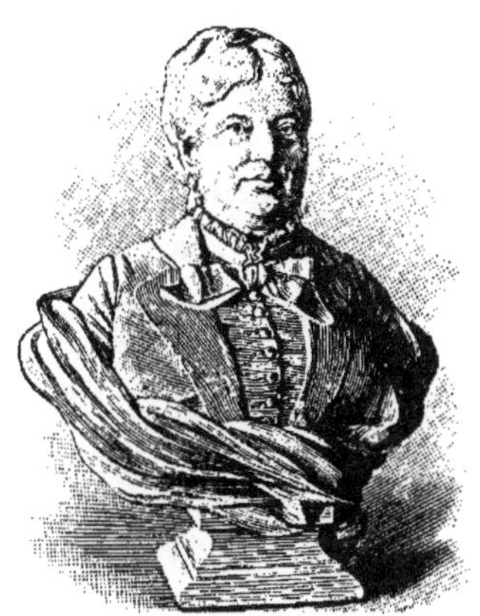

Gravure extraite de l'*Illustration*.

NOTICE

SUR

L'HOPITAL BOUCICAUT

Origine de la Fondation.

Le 8 décembre 1887, Mme veuve Boucicaut mourait, instituant l'Administration générale de l'Assistance publique, à Paris, sa légataire universelle.

Celle-ci était autorisée à prélever sur l'émolument du legs universel, — tous les legs particuliers assurés, — une somme de deux millions pour ses besoins généraux.

Ce prélèvement fait, si l'importance du legs universel atteignait huit millions, l'Assistance publique était tenue de construire et d'entretenir un hôpital à Paris.

Au cas où, après prélèvement de cette somme de deux millions, les ressources à affecter à la fondation d'un hôpital, eussent été inférieures à huit millions, l'Administration pouvait ne pas fonder cet hôpital, et appliquer le solde de la succession à des œuvres d'essence charitable, après entente avec les exécuteurs testamentaires.

***

Au 1er janvier 1889, l'émolument du legs universel s'élevait à 7.500.000 francs, dont 326.000 francs en nue propriété.

L'administration aurait donc pu se croire autorisée à ne pas construire un hôpital, mais elle estima qu'elle ne pouvait faire un meilleur emploi des ressources mises à sa disposition, que celui indiqué par la testatrice.

D'accord avec les exécuteurs testamentaires, l'Administration fit l'acquisition d'un terrain situé entre les rues des Cévennes, de Lourmel, Lacordaire et de la Convention, alors rue de Vouillé.

Elle rédigea ensuite un programme pour mise au concours de l'avant-projet de la construction de l'hôpital.

Ce programme, rompant avec la tradition, n'avait pas pour base la séparation des sexes, mais la séparation absolue des services de médecine, de ceux de la chirurgie, et, pour ces derniers, une nouvelle division entre les malades infectieux, et les malades non infectieux.

Il ne répartissait pas non plus d'une façon égale entre les deux sexes, comme cela s'était toujours fait jusqu'alors, les lits à créer, mais il indiquait pour les hommes un nombre de lits supérieur d'un tiers à celui des femmes, la statistique hospitalière ayant depuis longtemps démontré que les demandes d'admission à l'hôpital étaient beaucoup plus nombreuses chez les hommes que chez les femmes.

Il demandait, conformément à la volonté de la fondatrice, la construction d'un pavillon spécial de six lits pour le traitement des employés du Bon-Marché.

Mais, sur des observations sérieuses du corps médical, et, après s'être mise d'accord avec les exécuteurs testamentaires, l'Administration décida que des chambres particulières seraient aménagées pour le personnel du Bon-Marché, au-dessus des services généraux des pavillons de médecine et de chirurgie ; et elle put ainsi mettre à la disposition de ce personnel seize lits au lieu de six.

Un pavillon spécial devait être néanmoins construit pour servir de lieu de réunion aux malades convalescents du Bon-Marché, ayant été traités à l'hôpital Boucicaut.

∴

L'avant-projet fut mis au concours au mois d'août 1892, en vertu d'un arrêté préfectoral du 21 juillet de cette même année.

Le Jury comprenait quinze membres : cinq membres du Conseil municipal, deux membres du Conseil de surveillance de l'Assistance publique, un médecin et un chi-

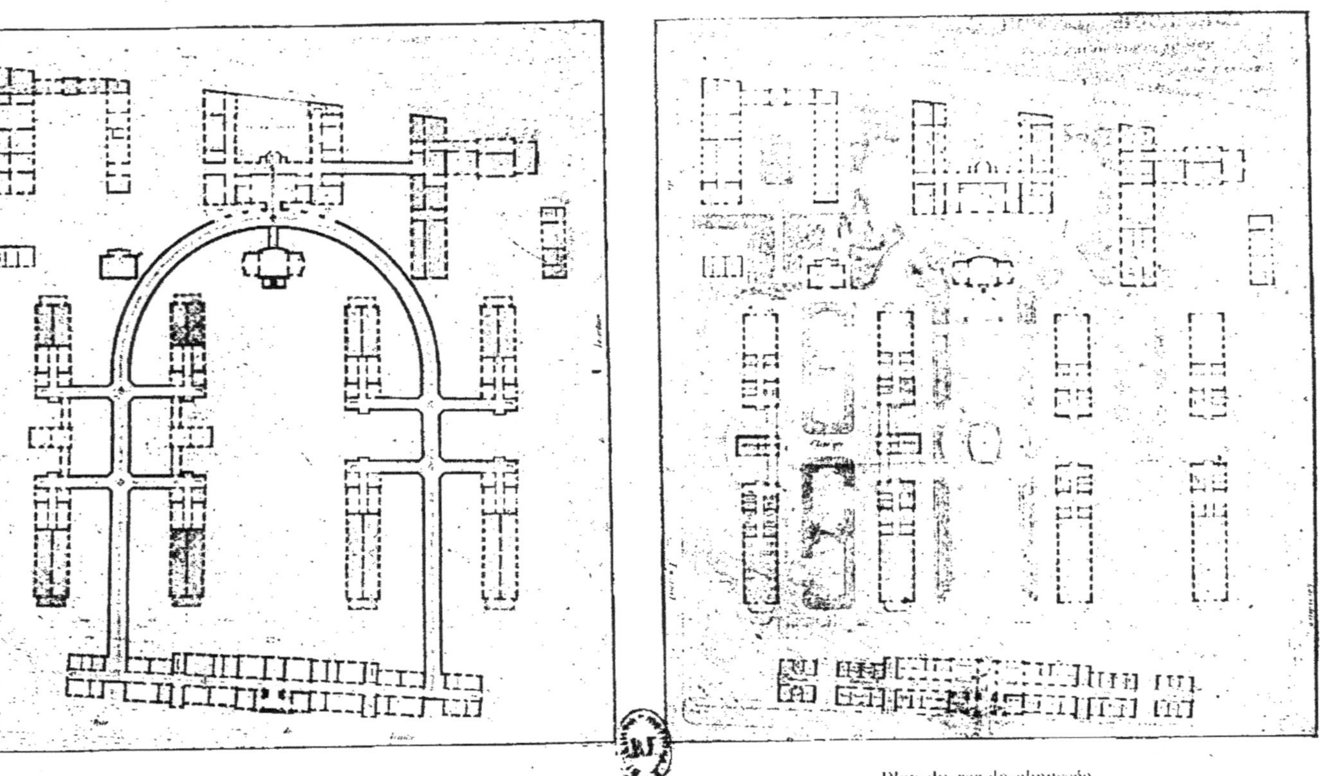

Plan du sous-sol.

Plan du rez-de-chaussée.

Extrait du Journal *La Presse Médicale*.

rurgien des hôpitaux, un des exécuteurs testamentaires de Mme veuve Boucicaut, trois architectes nommés par les concurrents, le Directeur administratif des Travaux de Paris, et le Directeur de l'Administration générale de l'Assistance publique.

Ce jury rendit son jugement le 15 février 1893.

43 projets avaient été présentés, sur lesquels huit furent primés.

Le projet classé en première ligne était celui de MM. Legros père et fils, à qui l'étude du projet définitif et la direction des travaux furent confiées par arrêté préfectoral du 22 juillet 1893.

Soumis à une Commission du Conseil de surveillance de l'Assistance publique, le projet de MM. Legros subit quelques modifications de détail, et fut approuvé par cette assemblée le 7 juin 1894.

Le 9 juillet suivant, sur le rapport du Dr E. Dubois, il était voté par le Conseil municipal et recevait l'approbation préfectorale par arrêté du 26 juillet 1894.

L'adjudication des travaux était prononcée le 8 septembre de cette même année, et le 18 octobre, le chantier était ouvert.

*
* *

L'Hôpital Boucicaut, construit d'après les plans et devis de MM. Legros père et fils, comprend 152 lits ainsi répartis :

Médecine : 72 lits, — 44 pour hommes et 28 pour femmes.

Chirurgie : 60 lits, — 36 pour hommes et 24 pour femmes.

Maternité : 20 lits, dont 4 pour femmes enceintes.

Cet hôpital occupe un terrain de 30.000 m., limité par 4 rues. Les bâtiments couvrent 7.500 m. Le surplus, 22.500 m., comprend cours et jardins, qui assurent une large part à la lumière et à l'air. En outre, l'orientation E.-O. donne aux salles des malades les avantages du soleil à toutes les heures du jour.

Les bâtiments séparés, extérieurement, les uns des autres sont reliés, en sous-sol, par une galerie souterraine.

Cette galerie haute, large, éclairée et ventilée par des prises d'air disposées dans les jardins qu'elle ne morcelle pas, permet d'effectuer, hors de la vue, et à l'aide de wagonnets glissant sur rails, tous les transports que nécessitent les services. Des ascenseurs et monte-charges suppriment l'introduction, dans les locaux réservés aux malades d'un personnel étranger au service médical et, par suite, les dangers de contagion.

*
* *

Description de l'Établissement.

1° Un bâtiment principal dit *bâtiment d'administration*, en façade sur la rue de la Convention, se composant, au rez-de-chaussée, à droite de l'entrée : des bureaux de l'Administration, d'un service de consultation pour la médecine avec salle d'isolement pour les malades contagieux, de salles d'examen, d'une pharmacie, de water-closets, etc.. A gauche, la loge du concierge, un service de consultation de chirurgie, avec salles de pansements, et une salle pour la consultation dentaire.

Au 1er étage, sont placés l'appartement du Directeur, celui de l'Aumônier, les logements des élèves internes en médecine et en chirurgie, et d'autres logements pour le personnel.

2° A droite et à gauche de ce bâtiment principal, mais séparés de lui par un espace libre de six mètres, deux *pavillons d'observation* à rez-de-chaussée sur sous-sol, comprenant, chacun, quatre chambres de malades, une chambre de garde, vestibule et water-closet.

3° A droite de l'allée centrale, partant du pavillon d'administration, quatre *pavillons de médecine*, les deux premiers pour les hommes, les deux autres pour les femmes.

Chaque pavillon comprend une salle commune à la suite de laquelle se trouvent deux chambres d'isolement, une salle de réunion pouvant servir de réfectoire, une salle de bains, une office, un water-closet, un lavabo et une lingerie.

4° A gauche de l'allée centrale, également *deux groupes de deux pavillons*, offrant les mêmes dispositions générales que les pavillons de médecine, avec cette différence qu'entre chacun des pavillons d'avant et d'arrière, il existe un pavillon d'opérations avec dépendances, relié avec les pavillons de malades par des galeries fermées.

En outre, chacun des dortoirs, tant de médecine que de chirurgie, est muni d'une loggia, large espace vitré formant jardin d'hiver, où les malades pourront se réunir pendant la journée et se distraire par la lecture, les jeux autorisés, écrire ou se livrer à leurs occupations préférées.

5° A l'extrémité de l'allée centrale, et dans l'axe de l'entrée de l'hôpital, le *pavillon dit du Bon-Marché.*

En avant de ce pavillon, s'élève le buste de Mme Boucicaut, copie de l'œuvre de Chapu, appartenant à la Société du Bon-Marché.

6° En arrière des pavillons de médecine, à l'angle des rues Lacordaire et des Cévennes, *la Maternité.*

Tout d'abord, et parallèle à la rue Lacordaire, un pavillon pour l'isolement des femmes suspectes, avec, au rez-de-chaussée, une office, une cuisine, deux chambres de service, et une chambre pour la sage-femme ; au premier étage le cabinet du médecin, deux chambres de deux lits chacune pour les femmes suspectes, bains et water-closet.

En arrière, mais séparée par une cour, avec parterre et gazon, la Maternité proprement dite, pavillon à deux ailes, à angle droit, dont l'une dans la direction de la rue des Cévennes, et l'autre perpendiculaire à cette rue.

Ce pavillon a une entrée particulière sur la rue Lacordaire. Il comprend, au rez-de-chaussée, une vaste salle d'attente, une salle de consultation, une salle d'examen, un vestiaire, une salle de bains, le cabinet du médecin, une pharmacie, un musée, et dans l'aile en retour, toujours à rez-de-chaussée, une pièce pour les sages-femmes, une salle de bains, des water-closets, des bains, un dortoir de quatre lits pour femmes enceintes et six chambres de personnel. Au premier étage, on trouve une salle de travail, des bains, une salle d'opérations, et dans l'aile en retour, une salle de change, des bains, une office, une lingerie, des water-closets et enfin une salle d'accouchées de 16 lits.

7° *Services généraux.* — Les grands services généraux (*cuisine, lingerie, pharmacie, communauté, dortoirs des gens de service*), sont réunis dans un bâtiment situé derrière le pavillon du Bon-Marché.

Sur la rue de Lourmel donnent les communs, et enfin, à l'angle formé par la rencontre des rues de Lourmel et des Cévennes, et ayant entrée sur cette dernière rue, on trouve deux grands pavillons à rez-de-chaussée, comprenant celui de droite, *la buanderie, l'étuve à désinfection,* celui de gauche, *le service des morts* et *les laboratoires.*

Tous les pavillons des malades sont, comme nous l'avons dit, réunis aux services généraux, par une galerie souterraine communiquant avec le rez-de-chaussée au moyen d'escaliers et d'ascenseurs.

C'est par cette galerie que se fera tout le service de l'Établissement.

Le chauffage est à circulation de vapeur d'eau. L'éclairage est électrique. Ce double service est assuré par une usine placée en sous-sol entre le bâtiment des services généraux et la rue des Cévennes :

Les matériaux employés pour la construction sont : la pierre, la brique et le fer.

Le bâtiment d'administration est en pierre ; les pavillons de malades et les services généraux sont en brique et en fer, sur soubassement en meulière. La couverture est en tuiles à emboîtement.

Dans tous les détails de l'exécution, les règles de l'hygiène ont été scrupuleusement observées.

En médecine et en chirurgie, les salles communes ne sont élevées que d'un rez-de-chaussée sur sous-sol d'aération ; dans la Maternité, la salle des accouchées, au-dessus d'un rez-de-chaussée occupé par des pièces de service ne servant pas à l'habitation de malade, est immédiatement sous le comble et directement ventilée.

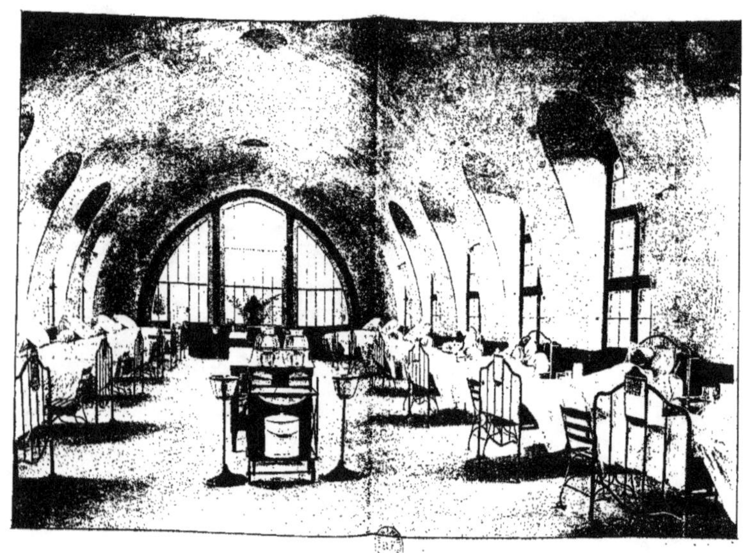

SALLE DE MALADES.

Extrait du Journal *La Presse Médicale*.

Les dimensions de ces salles (9 m. de largeur intérieure, 6 m. 50 de hauteur) assurent à chaque malade dont le lit occupe tout l'espace compris entre deux fenêtres, un cube d'air très important ; leur forme ogivale facilite le renouvellement de cet air dans une proportion qui n'est pas moindre de 80 mètres cubes à l'heure par malade.

La disposition particulière des murs de ces salles, qui sont formés de deux parois séparées par une couche d'air intermédiaire, l'utilisation de carreaux de liège dans leur construction produisent un isolement certain et empêchent les inconvénients des brusques variations de température. L'emploi des matériaux aussi bien que leur choix ont eu l'hygiène pour base.

Les carreaux de grès cérame pour les dallages ; la lave émaillée utilisée pour les cloisons de séparation des water-closets, pour les tables, les éviers ; les revêtements de faïence dans les salles d'opération, les lavabos et les salles de bain ; la peinture vernissée sur les murs permettent les lavages et les nettoyages que facilite en outre la suppression des arêtes vives, des angles rentrants et des moulures.

Le souci du bien-être des malades qui a présidé aux installations se révèle dans la création de vérandas ornées de plantes, de réfectoires où les convalescents pourront se soustraire, pendant le jour, à la tristesse d'un milieu de souffrance et prendre commodément leur repas, dans l'établissement, à l'extrémité des salles, de grandes cheminées donnant, dans les saisons intermédiaires, la gaieté du foyer.

Cette recherche pour la meilleure appropriation s'est étendue à tous les locaux : aux laboratoires dont les dispositions ont été arrêtées avec le concours des chefs de service; aux aménagements des pharmacie, lingerie, cuisine, etc., enfin aux logements du personnel administratif, médical et secondaire.

L'évacuation de toutes les matières et eaux de vidange est assurée par le système du « Tout à l'égout ». Cette partie spéciale a été confiée, ainsi que les installations sanitaires et balnéaires, au service municipal de l'assainissement.

Les travaux en ont été exécutés sous la haute direction de M. Bechmann, Ingénieurs des Ponts-et-Chaussées, Directeur du service, et sous la surveillance immédiate de M. Masson; Inspecteur principal.

Ameublement de l'hôpital.

L'installation mobilière a été, de la part de l'Administration, l'objet d'une attention toute particulière.

S'inspirant des opinions émises au sein de la commission de la tuberculose, sur les conditions hygiéniques que doit remplir un matériel hospitalier, — opinions que la valeur et l'autorité de leurs auteurs, imposaient aux études et aux recherches de l'Administration —, le service des hôpitaux s'est empressé de chercher et créer, pour l'hôpital Boucicaut, des modèles nouveaux répondant le mieux possible aux exigences qui lui étaient signalées.

Au lit en fer plein, lourd et disgracieux, elle a substitué un lit plus léger d'aspect, et non moins résistant, plus élégant de forme, et donnant satisfaction aux desiderata du corps médical qui réclamait pour le malade la possibilité de ranger ses vêtements ailleurs que sous ses couvertures, son matelas ou son traversin, ses chaussures ailleurs que dans la table de nuit, sans mettre cependant à la disposition de ce malade une armoire quelconque qui serait une source de dangers pour l'hygiène d'une salle.

Le modèle dont on a doté cet établissement, pourvu en arrière du dossier de tête, d'une tringle de fer dissimulée par le traversin et l'oreiller, plus bas d'une tablette de fer, permettra au malade de déposer sur l'une ses vêtements d'hôpital, sur l'autre ses bas et chaussures, sans que la vue puisse soupçonner ces objets.

La table de nuit constitue également un progrès considérable dans le mobilier des salles de malade, bien que depuis longtemps déjà, l'Administration ait adopté le fer dans la construction de ces meubles.

Au lieu de l'appareil fermé sur trois de ses côtés, qui existe dans la plupart des hôpitaux, cette table est constituée par deux tablettes de faïence blanche supportées par quatre pieds. Plus large, plus maniable, cette table, qui a permis de supprimer l'ancienne planchette du lit, où s'entassaient les objets de toute nature servant au malade, lui donnera la faculté de prendre ses repas d'une façon plus commode, et offrira des facilités de nettoyage fort appréciables.

Chaque malade aura en outre à sa disposition une chaise en fer à lames de bois dont l'entretien en état de propreté et la désinfection pourront être aisément pratiqués.

Aux anciens buffets connus sous le nom d'appareils de salle, meubles lourds, encombrants, d'un entretien difficile, et qui, pour ne pas devenir le « débarras de la salle », exigeraient une surveillance de tous les instants, on a substitué, selon les besoins du service, ici de grandes tables en fer et lave émaillée, là des armoires basses sur pied, à parois de verre.

Pour compléter ce mobilier, on a ajouté tous les objets des modèles les plus récents, d'un usage habituel dans les salles ; lavabos roulants munis de tonnelets en verre, donnant eau stérilisée ou solutions antiseptiques, chariots roulants à linge propre et à linge sale, chariots à distribution en fer, bacs émaillés pour pansements à transporter au four à incinération, lits roulants en fer, montés sur roues caoutchoutées pour transport des malades, etc.

Un détail dont l'innovation est appliquée ici pour la première fois, bien qu'il doive s'étendre prochainement à tous les services d'isolement des tuberculeux dans les hôpitaux, consiste dans la stérilisation des crachoirs de malades.

La commission de la tuberculose dont nous avons déjà rappelé les travaux, avait chargé l'un de ses rapporteurs, M. le Dr Thoinot, avec le concours du Chef de la Division des Hôpitaux, d'étudier au point de vue pratique, les diverses questions se rattachant à l'aménagement des services d'isolement.

Parmi les détails qui sollicitaient le plus l'attention de ces délégués, se trouvait au premier rang le choix de modèles de crachoirs et des appareils de stérilisation.

En ce qui concerne le crachoir particulier du malade, un type créé et expérimenté par M. le Dr Duguet avait paru offrir à la Commission toutes les conditions qu'on cherchait en vain dans les spécimens existants jusqu'à ce jour, mais les moyens réellement pratiques de le stériliser faisaient encore défaut.

En ce qui concernait le crachoir commun que l'on désirerait voir placer dans les couloirs, préaux, salles de réunion, ou fumoirs des malades, on ne pouvait trouver, ni dans les modèles connus en France, ni dans ceux en usage dans les sanatoria de l'étranger, rien qui parût remplir les exigences indispensables de l'hygiène.

Avec l'aide de constructeurs habiles et dévoués, M. le Dr Thoinot et M. Nielly, Chef de Division des Hôpitaux, semblent être parvenus, de l'avis de la Commission, à surmonter les difficultés du problème.

Les crachoirs en verre, modèle du Dr Duguet, recueillis chaque jour au lit des malades dans des paniers de métal par les soins d'une équipe spéciale d'infirmiers sanitaires, sont stérilisés dans une annexe de la salle, par un appareil particulier permettant la désinfection absolue de 21 crachoirs à la fois.

Pour les grands crachoirs communs, des chariots spéciaux recueillent, par échange avec des récipients propres, ceux qui ont servi pendant le jour, les transportent à l'étuve à désinfection, où ils sont stérilisés par douzaine, à la température de 115° pendant quarante minutes.

Pour compléter ces détails de stérilisation, ajoutons qu'un appareil nouveau a été également inventé pour cet hôpital, en vue de parer aux dangers de contamination par les ustensiles de table à l'usage des malades. Tous les verres, fourchettes, cuillers, sont, en effet, après chaque repas, placés dans un appareil situé sur la table de lave de chaque office, et soumis à une stérilisation parfaite.

Une autre amélioration apportée dans cet établissement consiste dans la délivrance aux malades, dès leur admission, d'un vêtement complet d'hôpital, qui permet la désinfection complète des effets apportés par eux, et évite de les laisser pénétrer dans la salle avec leurs habits souillés.

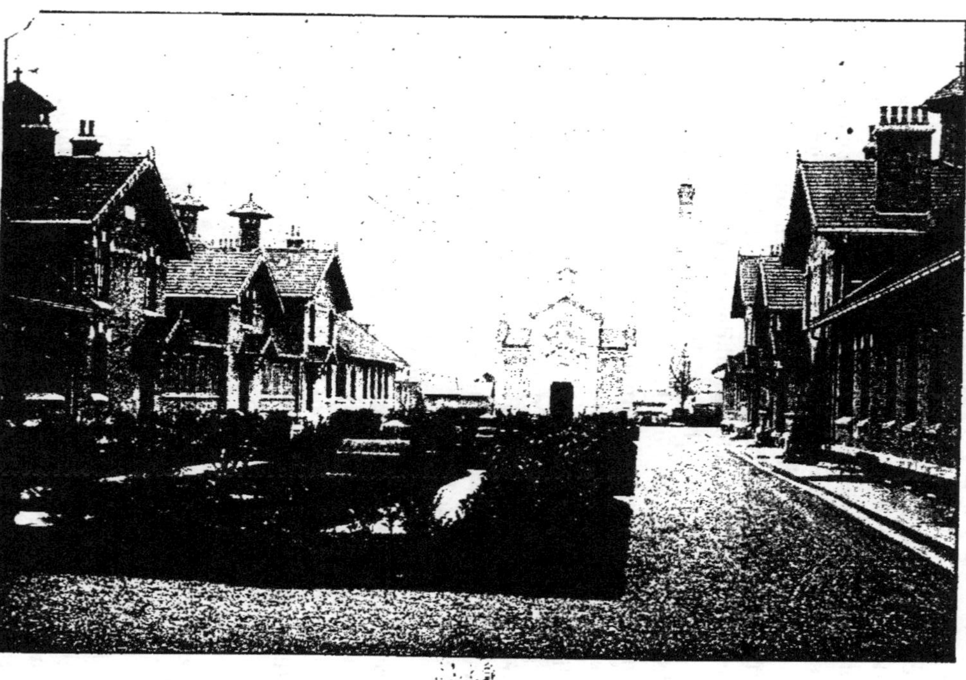

UNE DES COURS DE L'HOPITAL

Extrait du Journal l'*Illustration*.

Tout malade admis par la consultation doit être baigné ou lavé dans ce service, à moins d'avis médical contraire, puis revêtu, selon le sexe, d'un pantalon ou d'une jupe de chaude flanelle, d'une capote de drap, pourvu de bas ou chaussettes et d'espadrilles, enfin, d'un bonnet. — Jusqu'à présent les hôpitaux ne pouvaient délivrer que la capote et le bonnet de coton. Cette innovation, bien que coûteuse, constitue un progrès sensible dont bénéficiera le malade, et aussi l'hygiène générale de la maison.

Les malades seront en outre tenus à des soins de propreté que facilitent les heureuses dispositions de l'aménagement, fournissant abondamment, dans de nombreux lavabos, l'eau chaude, l'eau froide et les divers accessoires nécessaires aux ablutions et à la balnéation.

Ressources de la Fondation.

Pour créer l'hôpital Boucicaut, l'Administration a dépensé :

1° Achat de terrain..............	1.155.000 »
2° Les travaux de construction....	2.855.471 »
3° L'ameublement..............	270.000 »
Total....................	4.280.000 »

La fortune de Mme Boucicaut pouvant être évaluée à......................	41.000.000 »
L'Assistance a eu à prélever sur cette somme, tant pour servir les legs particuliers que pour réaliser diverses fondations...........................	33.000.000 »
L'émolument net du legs universel est donc de......................	8.000.000 »

L'administration ayant pu faire face aux dépenses d'achat de terrain, de travaux et d'ameublement, à l'aide des revenus de la succession de la testatrice, se trouve aujourd'hui posséder une somme à peu près équivalente au capital primitif, soit 8.000.000 fr.

Au budget de l'Assistance publique pour l'année 1898, la dotation annuelle de l'hôpital Boucicaut figure pour un chiffre de 241.000 francs.

Cette somme sera sans doute insuffisante pour assurer la marche régulière du service. Le complément nécessaire devra être fourni par le Budget de l'Assistance publique, par une augmentation de la subvention municipale.

Inauguration de l'hôpital Boucicaut.

L'hôpital Boucicaut, construit dans le 15e arrondissement par les soins de l'Assistance Publique de Paris avec le reliquat de la succession de Mme Boucicaut et conformément au désir exprimé par elle dans son testament, a été ouvert aux malades le 15 novembre 1897. La cérémonie officielle de l'inauguration a eu lieu le mercredi 1er décembre 1897, à dix heures du matin, en présence de M. le Président de la République, qui est arrivé dans l'établissement à 9 h. 1/2 pour visiter avant l'inaugurale cérémonie les malades dans leurs salles. M. le Président de la République, ayant à ses côtés M. Barthou, ministre de l'Intérieur, et suivi de M. Le Gall, directeur du cabinet civil de la Présidence, ainsi que des officiers de sa maison militaire, le colonel Menetrez, le commandant Meaux-Saint-Marc, a été reçu dans la cour d'honneur de l'hôpital par

MM.

Sauton, président du Conseil municipal, et de Selves, préfet de la Seine ;

Dubois, président du Conseil général de la Seine ;

M. Peyron directeur de l'Assistance publique et les membres du conseil de surveillance de l'Assistance publique ;

Blanc, préfet de police ;

Bruman, secrétaire général de la préfecture de la Seine ;

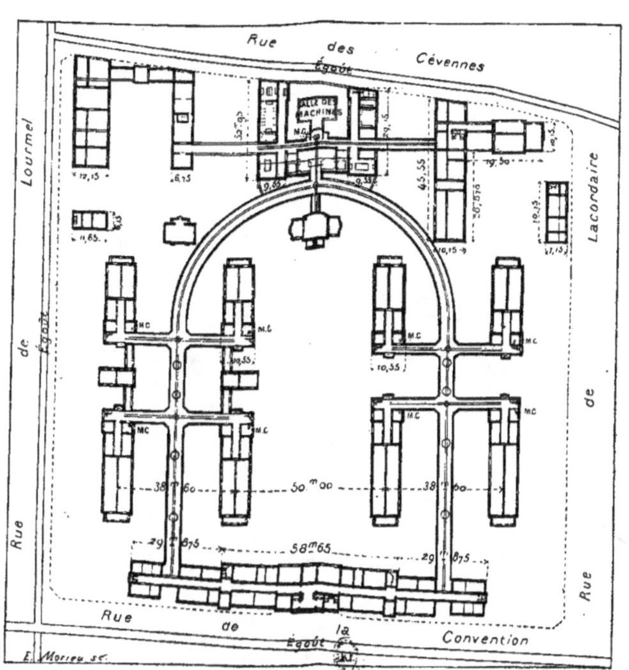

Extrait du Journal *Le Progrès Médical.*

Laurent, secrétaire général de la Préfecture de Police ;
Nielly, chef de la division des hôpitaux et hospices ;
Gallet et Gory, inspecteur de l'Assistance publique ;
Paul Strauss, sénateur de la Seine ;
Alphonse Humbert et Chauvière, députés de l'arrondissement ;
Chérioux, Bassinet, Moreau et Daniel, conseillers municipaux de l'arrondissement ;
Sextius Michel, Maire du XVe arrondissement ;
Plassard, Morin, Fillot, Gâtine, Manceau et Gravereaux, exécuteurs testamentaires de Mme Boucicaut ;
Ricois, directeur des magasins du Bon-Marché ;
Legros père et fils, architectes de l'hôpital Boucicaut ;
Le haut personnel de la Préfecture de la Seine et de l'Assistance publique ;

M. le Président de la République s'est rendu immédiatement dans les salles des malades, à l'entrée desquelles l'attendent Messieurs les Docteurs Letulle, médecin des hôpitaux, Marchand, chirurgien des hôpitaux, chefs de service de l'hôpital, entourés du personnel médical ; il a parcouru ainsi successivement les services de médecine et de chirrurgie s'arrêtant au chevet de plusieurs malades auxquels il adresse la parole, s'entretenant avec bienveillance et sympathie de la nature de leur mal, de leur situation et de leurs désirs. Dans une salle de chirurgie M. le Président de la République a remis une médaille d'or de première classe à l'agent Liautey du 20e arrondissement grièvement blessé quelques jours auparavant en arrêtant des malfaiteurs.

En sortant du service de chirurgie, M. le Président de la République salue le buste de Mme Boucicaut, élevé au centre de la Cour d'honneur, en avant du pavillon du Bon-Marché dans lequel il pénètre et où une délégation de cinquante employés des magasins de tous grades lui offre un bouquet.

M. Félix Faure se rend alors dans le bâtiment de la Maternité, non encore ouverte aux malades et dont la grande salle des accouchées, au premier étage, brillamment décorée et garnie de plantes vertes, a été aménagée en salon de réception pour les invités ; à ce moment l'harmonie du Bon-Marché, groupée sous une tente, à l'entrée du bâtiment, exécute la Marseillaise.

M. le Président de la République prend place sur une estrade face à la foule des invités, ayant à sa droite M. Barthou, ministre de l'intérieur, le préfet de la Seine, le président du Conseil général, M. Félix Voisin, vice-président du conseil de surveillance de l'Assistance publique ; et M. Plassard, exécuteur testamentaire ; à sa gauche le président du Conseil municipal, le préfet de police, le directeur de l'Assistance publique et M. Gatine, exécuteur testamentaire.

Le Préfet de la Seine, M. Peyron, directeur de l'Assistance publique et M. Sauton, président du Conseil municipal, ont prononcé les discours suivants.

Discours de M. de Selves, préfet de la Seine :

« Monsieur le Président,

« En honorant de votre présence l'inauguration de cet hôpital, vous avez voulu à la fois donner aux malheureux la preuve d'une sollicitude qui ne se dément jamais, et aussi, rendre hommage à la grande mémoire de la femme de bien, à la générosité de laquelle nous le devons, et qui restera l'une des figures les plus marquantes et les plus attachantes dans le monde de la charité et de la philanthrophie.

« De la générosité de son cœur et de la clairvoyance de son esprit, Mme Boucicaut avait déjà donné des témoignages répétés. Elle était la digne héritière du mari dont elle portait le nom avec tant de juste fierté, dont le génie n'avait pas seulement créé une grande œuvre commerciale, mais avait si vigoureusement marqué d'une orientation nouvelle les rapports du capital et du travail en faisant reposer la prospérité de sa maison sur une étroite solidarité entre les patrons et les employés, convaincu que tous les avantages assurés à ceux-ci cimentaient cette solidarité pour le plus grand bien de tous.

« En 1869, un parchemin enfoui dans les fondations du Bon Marché dégageait la philosophie de l'une des idées essentielles qui inspirèrent la marche de M. Boucicaut.

« Ma femme (y était-il dit) pose aujourd'hui la première pierre
« du monument auquel viendront s'ajouter plus tard, sur un
« plan uniforme, les anciens magasins du Bon-Marché.

« Je désire donner à cette construction une organisation phi-« lanthropique qui me permette, en me rendant utile à mes sem-« blables, de témoigner à la Providence ma profonde reconnais-« sance pour le succès dont elle n'a cessé de couronner mes « efforts. »

« Mme Boucicaut s'en était inspirée et la société commerciale en commandite simple qu'elle constitua le 14 janvier 1880 entre elle et ses principaux collaborateurs, la société civile qu'elle créa ensuite à côté de la société commerciale et pour assurer la perpétuité de cette entreprise elle-même, les conditions tout particulièrement intéressantes mises à leur création, furent autant de gages éclatants de la continuité de pensée qui l'unissait à celui qu'elle pleurait.

« L'institution en 1886 d'une caisse de retraite en faveur de ceux des employés du Bon-Marché qui, n'étant point intéressés dans les bénéfices, ne reçoivent que des appointements, la dotation que cette caisse reçut de Mme Boucicaut, soulignèrent encore cette pensée.

« La vie de Mme Boucicaut avait révélé en elle la digne compagne d'un mari à l'intelligence et au cœur élevés. Sa mort la devait révéler plus grande encore, l'élevant à la hauteur des plus grands bienfaiteurs, des âmes les plus généreuses.

« Son testament, modèle de précision et de clarté, où tout était minutieusement calculé et détaillé, débutait par ces mots dont le souvenir ne saurait s'effacer du cœur de ceux qui, à un titre quelconque, représentent la grande administration de l'Assistance publique, pas plus que du cœur de tous les malheureux visés dans leur généralité :

« J'institue pour ma légataire universelle l'administration de « l'Assistance publique.

« En léguant ainsi à ladite Administration ce qui restera de « ma fortune et dont je n'aurais pas disposé par legs particu-« culiers et fondations, j'obéis à cette pensée que je ne puis « mieux choisir l'agent du bien que je veux faire, en ne m'ins-« pirant que de la seule charité.

« C'est dans ce large sentiment, dégagé de toute préoccupa-« tion étrangère à la bienfaisance, que je prie l'Assistance pu-« blique d'exécuter mes intentions. »

« Certes, tout le testament de Mme Boucicaut portait dans ses précisions la marque de ce large sentiment dégagé de toute préoccupation étrangère à la bienfaisance qu'elle indiquait comme seule règle de conduite.

« Femme d'une vie impeccable, elle fondait à Lille, à Rouen, à Chalon-sur-Saône, trois maisons de refuge pour recevoir, au moment de leurs couches et pendant le temps nécessaire à leur rétablissement, les femmes non mariées, ni veuves, qui auraient eu, pour la première fois, le malheur de se voir séduites.

« A Fontenay-aux-Roses, elle léguait un immeuble à l'usage de maison de retraite pour les vieillards nécessiteux de l'un et l'autre sexe.

« A Bellême (Orne), les maisons, jardins et parcs lui appartenant, pour fondation d'un hospice ou maisons de retraite pour les vieillards femmes et d'un ouvroir pour jeunes filles.

« Embrassant dans un même sentiment de sollicitude tous ceux qui peuvent souffrir et faisant de l'esprit de charité et de fraternité qui l'étreignait sa religion dominante, celle qui éclairait entre toutes et plus spécialement sa vie, elle léguait à l'Institut Pasteur, à l'Association des peintres, à l'Association des journalistes, à chacun des ministres des divers cultes reconnus et établis à Paris, à ceux de la confession qui était plus particulièrement la sienne, comme à ceux des cultes différents.

« Enfin, ayant établi les nombreux legs particuliers qu'elle voulait faire, tous marqués du sentiment le plus délicat et le mieux éclairé, elle disait :

« Sur le résidu de ma succession, mes legs particuliers et « autres charges payés, l'administration de l'Assistance publi- « que conservera 2,000,000 de francs, pour les employer libre- « ment, en totalité ou en partie, à ses besoins.

« Autrement, si elle préfère, elle joindra ces 2,000,000 de francs « à tout le surplus et elle emploiera le solde intégral de ma suc- « cession à la fondation d'un hôpital.

« Mais, si contre toute attente, ce surplus n'atteignait pas 8 « ou 10,000,000 de francs (suivant l'exercice ou le non-exercice « du droit de prélèvement de 2,000,000 de francs), nettement, « tous frais, droits et legs payés, l'Assistance publique sera li- « bre, ayant toute l'expérience qu'il faut, de ne pas fonder l'hô- « pital et elle l'emploiera à d'autres œuvres d'essence purement « charitable et non *exclusive* dans Paris. »

« L'Assistance publique, qui, suivant la volonté de Mme Boucicaut, avait largement interprété tous ses legs, aurait pu strictement se dispenser de fonder l'hôpital, le reliquat de la succession, prélèvement fait des 2,000,000 de francs, n'atteignant pas les 8,000,000 de francs indiqués. Mais, pénétrée d'un pieux sentiment de respect pour l'œuvre de la grande bienfaitrice, elle ne l'a point voulu.

« Nous l'en remercions, car elle s'est montrée ainsi digne de la confiance que Mme Boucicaut avait placée en elle. Elle a voulu qu'ici même fût élevé un monument digne de la noble femme dont il était destiné à perpétuer le souvenir et elle a acquis dans ce but des terrains d'une contenance de 30,000 mètres carrés en chiffres ronds.

« Vous avez parcouru, Monsieur le Président, plusieurs des salles de l'édifice construit sur ce terrain. M. le Directeur de l'Assistance publique vous a déjà fourni et vous fournira sur l'esprit qui a présidé à sa construction les explications les plus précises.

« Qu'il me suffise de dire, à cet égard, que l'on s'est attaché à lui donner un aspect qui fût de nature à ne point agir tristement sur l'esprit des malades, et a y rassembler tout ce que l'art architectural, une profonde connaissance des besoins médicaux et chirurgicaux, semblaient exiger.

« Nous nous plaisons à penser qu'à notre époque, l'hôpital Boucicaut constitue, à tous égards, un modèle du genre aussi parfait que possible. En le voulant tel, l'Assistance publique s'est montrée également soucieuse des malheureux qu'elle y recueillerait et des volontés de Mme Boucicaut qui, après avoir au début de son testament marqué — ainsi que je vous l'ai fait connaître — la pensée qui avait inspiré le choix qu'elle avait de l'Assistance publique pour sa légataire universelle, disait encore dans les dernières pages de ce même testament :

« En léguant tout ce qui restera de ma fortune à l'Adminis-
« tration la plus puissante pour assister les malheureux, mon
« unique pensée a été de venir, *aussi utilement que possible*, au
« secours des souffrants et des misérables. »

« A l'extrémité de l'allée centrale de ce monument, dans l'axe de l'entrée, s'élève le pavillon dit du Bon-Marché. En avant de ce pavillon se trouve le buste de Mme Boucicaut. Sur le socle, Monsieur le Président, sont gravées les nobles paroles, les pensées si pures d'une si haute élévation, qu'elle a manifestées. Les visiteurs de cette maison, en saluant la bienfaitrice, les enregistreront avec un pieux respect.

« Et vous, Monsieur le Président de la République, en les saluant tout à l'heure, vous leur aurez donné la portée plus haute d'une maxime qui se recommande chaque jour davantage à notre société moderne :

« Secourir les souffrants et les misérables. »

Discours de M. Peyron, directeur de l'Assistance publique :

« Monsieur le Président de la République,

« Si Mme Boucicaut, dans sa modestie, n'a pas prévu l'hommage que, par votre présence à cette cérémonie, vous rendriez à sa mémoire, ses collaborateurs, qui de cette mémoire ont gardé le culte et l'orgueil, et avec eux l'Assistance publique, vous remercient d'avoir associé le Chef de l'Etat à leur reconnaissance.

« Mesdames,

« Messieurs,

« La mort de Mme Boucicaut remonte à dix ans et l'on comprend mal qu'il ait fallu un temps aussi long pour réaliser ses volontés.

« Tout d'abord l'inventaire de la succession a duré près d'une année et, malgré tant de lentes formalités dont la prudence du législateur a entouré la marche des affaires administratives, un décret de M. le Président de la République, en date du 19 juillet 1889, autorisait l'acceptation du legs.

« La route à parcourir restait longue encore. La fortune de Mme Boucicaut s'élevait à 41 millions. En dehors des legs nombreux faits aux employés de sa maison du Bon-Marché et dont l'ensemble dépassait 13 millions, Mme Boucicaut avait étendu sa bienfaisance à tous les mondes, monde du travail, des sciences, des lettres, des arts, car elle savait que la misère n'en épargne aucun. Elle avait songé aux vieillards, aux enfants, aux filles-mères, aux ouvriers de l'atelier comme à ceux qu'elle appelait les ouvriers de la pensée, et sa large sollicitude était allée de l'humble école de son village de Vergiux jusques à l'Institut Pasteur.

« Le soin d'acquitter tous ces legs, de réaliser toutes ces fondations, était une tâche honorable, mais toute pleine de difficultés. Grâce à l'accord du Conseil de surveillance et du Conseil municipal, grâce aux lumières des jurisconsultes de notre Comité, toutes ces difficultés ont été écartées, grâce surtout au concours incessant et dévoué, au large esprit des hommes que Mme Boucicaut avait chargés de suivre l'exécution de ses volontés testamentaires jusqu'à leur achèvement intégral.

« Elle leur avait conféré, d'ailleurs, des pouvoirs si étendus, si exceptionnels, qu'on pouvait croire qu'elle était vivante encore et qu'en déférant à leurs avis, c'était à elle que nous obéissions. Mme Boucicaut ne pouvait mettre sa confiance en mains plus dignes.

« A ces causes de lenteurs inévitables, une autre cause s'est jointe et celle de notre part volontaire. Mme Boucicaut avait imposé à l'Assistance publique la fondation d'un hôpital, mais au cas seulement où l'Assistance publique trouverait dans sa succession au moins 8 millions. L'émolument du legs n'ayant pas atteint cette somme, l'Assistance publique aurait pu l'employer à d'autres œuvres. Elle n'aurait eu que l'embarras du choix, car, sur quelque point que nous l'attaquions, la misère est toujours la plus forte. Elle n'a pas voulu profiter de cette faculté.

« Elle tenait à pouvoir enfin montrer un établissement où tous les progrès de l'hygiène hospitalière auraient été réalisés. Puis elle estimait que la création d'un hôpital répondait mieux que toute autre fondation à la pensée intime de Mme Boucicaut. Car l'hôpital n'est pas l'adieu définitif à la lutte, c'est le repos momentané avec l'espérance du travail bientôt repris. Les ressources étant insuffisantes, nous nous sommes souvenus que c'est surtout pour l'argent que la fortune vient en dormant, et nous avons laissé dormir les millions de Mme Boucicaut. — Peut-être même les avons-nous réveillés trop tôt.

« Toutes dépenses d'acquisition de terrains et de construction payées, l'hôpital reste doté d'un revenu annuel de 234.000 francs, et il n'est pas certain qu'il puisse renfermer sa dépense dans la limite exacte de ses ressources.

« Il le pourrait à coup sûr en laissant inutilisés une partie de ses lits. Nous n'en viendrons pas à cette extrémité. S'il est nécessaire, nous nous tournerons vers le Conseil municipal, et la mémoire de Mme Boucicaut ne sera pas diminuée si Paris s'associe à son œuvre.

« La création de l'hôpital étant résolue, on fit l'acquisition du bel emplacement qu'il occupe aujourd'hui et, qui isolé par quatre rues, mesure près de trente mille mètres.

« Ce fut une première dépense de 1.100.000 francs.

« Enfin, au mois d'août 1892, un concours fut ouvert et tous les architectes français appelés à y prendre part.

« L'hôpital devait contenir 152 lits, un service de médecine, et une maternité. Une large place était faite au traitement externe par le développement inusité du service de la consultation. Un pavillon était réservé aux employés du Bon-Marché.

« Pour l'organisation du service de chirurgie, le programme imposé aux concurrents s'inspirait des règles formulées par mon éminent ami le professeur Terrier.

« Les médecins, les chirurgiens, les accoucheurs des hôpitaux étaient représentés dans le jury du concours.

« Toutes précautions étaient donc prises pour donner satisfaction au désir de Mme Boucicaut de voir son hôpital doté « de tous les progrès reconnus et vérifiés ».

« Le jury du concours classa en première ligne un projet où MM. Legros père et fils avaient associé leur jeunesse et leur maturité.

« C'est à eux que l'Assistance publique a confié l'étude du projet définitif et la direction des travaux.

« Les chantiers furent ouverts au mois d'octobre 1894 et aujourd'hui que, dans l'harmonie de son plan net et franc, l'hôpital Boucicaut se dresse avec la sobre élégance de ses pavillons, on peut dire que MM. Legros ont bien justifié le choix du jury. Ils ont sacrifié le vain luxe des façades aux soins poussés à l'extrême des aménagements intérieurs.

« Enfin, ils sont restés dans la limite de leurs crédits. MM. Legros ont trouvé chez les jeunes architectes qu'ils s'étaient associés pour la surveillance des travaux et chez tous leurs entrepreneurs un concours intelligent, actif et dévoué auquel il n'est que justice de rendre hommage.

Les travaux sanitaires ont été confiés au service d'Assainissement de la ville de Paris. M. Bechmann, ingénieur en chef, et

M. Masson, inspecteur principal, ont donné une nouvelle preuve de leur maîtrise accoutumée.

« Les dépenses de construction et d'ameublement de l'hôpital Boucicaut ont dépassé 3 millions.

« C'est un gros chiffre. Pour l'expliquer et le justifier, pour se rendre compte des exigences actuelles de l'hygiène hospitalière, il suffit de comparer l'hôpital Boucicaut à l'hôpital Tenon, le dernier construit de nos grands hôpitaux parisiens et dont l'ouverture remonte à vingt ans.

« Destiné à recevoir 619 malades, Tenon a coûté 8 millions. A Tenon les salles de malades n'ont d'autre dépendance qu'une office commune à deux salles ; à l'hôpital Boucicaut, les salles ont des annexes d'une surface presque égale à la leur.

« A Tenon, le service de la consultation mesure deux cent dix mètres superficiels ; à l'hôpital Boucicaut il en compte onze cents.

« Et tout cela non par le caprice des architectes, mais pour répondre à des exigences auxquelles on n'a plus aujourd'hui le droit de se soustraire.

« Malgré cela, et comme on l'a déjà fait pour nos maternités, va-t-on nous reprocher notre luxe ?

« Nos malades seuls en profitent, et ce luxe-là nous voudrions l'étendre à tous nos hôpitaux, au delà même de nos hôpitaux, et que, pour connaître une fois le superflu, ceux à qui manque le nécessaire n'attendissent pas d'être malades. »

Discours de M. Sauton, président du Conseil municipal :

« Monsieur le Président de la République,

« Votre présence à l'inauguration de cet hôpital est un hommage mérité à la mémoire de Mme Boucicaut ; elle est aussi pour nous une constatation nouvelle de l'intérêt que vous portez aux questions d'assistance. Nous ne pouvons cesser de vous en marquer notre reconnaissance, puisque vos actes ne cessent de rappeler notre sollicitude pour les malheureux.

« Monsieur le Ministre,
« Mesdames,
« Messieurs,

« Dix années se sont écoulées depuis l'époque de la mort de Mme Boucicaut ; cependant, qui de nous ne se souvient du concert de louanges qui s'éleva de toutes parts quand furent connues ses dernières volontés ? Dans son testament on ne trouve aucune trace d'ostentation et c'est, en vérité, par un sentiment admirable, qu'elle subordonne la création de l'édifice que nous inaugurons et qui perpétuera le nom de « Boucicaut » au bien qu'elle veut faire, à l'accomplissement d'obligations qu'elle s'impose comme un devoir impérieux.

« Je pense d'abord, dit-elle, à ceux qui sont mes collabora-
« teurs dévoués, quel que soit le rang qu'ils occupent dans cette
« grande maison que mon mari et moi avons, avec eux, con-
« duite à ce degré d'honneur et de prospérité auquel elle est
« parvenue. »

« Cette phrase, écrite au lendemain d'une donation de cinq millions pour la fondation d'une caisse de retraite des employés de sa maison, révèle le sentiment qui domine dans le cœur de cette femme généreuse.

« Qu'on ne s'y trompe pas, en effet ! Ce ne sont pas là des témoignages de reconnaissance donnés à la dernière heure. Mme Boucicaut est l'exécutrice d'un engagement moral pris par son mari, engagement qu'il a fait sceller de la main même de sa femme, en 1869, sous la première pierre de ses nouveaux magasins, comme s'il voulait en faire à jamais l'âme de sa maison : « Je désire, disait-il, donner à cette construction toute « spéciale une organisation philanthropique. »

« Mme Boucicaut avait été la collaboratrice de tous les jours et la confidente de cet homme remarquable. Elle connaissait ses intentions envers un personnel qu'il aimait et, après sa mort, elle s'attacha à réaliser les projets qu'il avait conçus.

« La vie de M. Boucicaut mériterait, Messieurs, d'être retracée ; car elle montre ce que peut l'initiative individuelle, quand elle s'appuie sur la clairvoyance et la bonté.

« Simple employé dans un magasin de nouveautés jusqu'à l'âge de 42 ans, M. Boucicaut débuta petitement dans les affaires en 1852. Sa carrière commerciale ne dura que vingt-cinq années, et cependant elle lui suffit pour créer un instrument de travail d'une puissance extraordinaire et réaliser une fortune considérable.

« De pareils résultats ne sont jamais le fait d'un heureux hasard, d'une chance exceptionnelle. M. Boucicaut avait le génie des affaires, mais il a puisé sa principale force dans le zèle et l'affection de ses employés, qu'il avait su s'assurer. A vingt ans de distance, la mémoire de ce modèle de patrons est encore l'objet de la vénération de ceux qui l'ont connu. N'est-ce pas le meilleur éloge que l'on puisse faire de cet homme supérieur, surpris par la mort avant d'avoir pu tenir, vis-à-vis de son personnel, la promesse qu'il s'était faite à lui-même ?

« Mme Boucicaut a dégagé sa parole et ce n'est pas diminuer cette femme excellente que d'associer à ses bonnes œuvres le compagnon de sa vie, l'artisan de sa fortune, de réunir leurs mémoires dans un commun hommage.

« Messieurs,

« Si Mme Boucicaut partage avec son mari l'honneur de la

donation, elle garde en propre la manière dont elle a donné, et c'est assez pour lui assurer une place exceptionnelle dans la reconnaissance publique.

« La hauteur de ses sentiments, la liberté de son esprit se manifestent dans le choix qu'elle a fait de l'Assistance publique pour sa légataire universelle.

« J'obéis, dit-elle, à cette pensée que je ne puis mieux choisir l'agent du bien que je veux faire, en ne m'inspirant que de « la seule charité.

« En léguant tout ce qui restera de ma fortune à l'Administration la plus puissante pour assister les malheureux, mon « unique pensée a été de venir, aussi utilement que possible, « au secours des souffrants et des misérables.

« J'ai donc choisi pour ma légataire universelle l'Administration la mieux organisée pour bien faire et qui ne reçoit que « pour donner. »

« Venant d'une femme qui, au cours de son testament, ne cesse d'exprimer des sentiments religieux et ses ardentes sympathies pour les congrégations charitables, un tel jugement est une réponse décisive aux calomnies qui ont poursuivi trop souvent cette grande institution, et qui, à la suite de la laïcisation des hôpitaux, réclamée par le Conseil municipal, sont devenues plus passionnées que jamais.

« Honorons, Messieurs, cette généreuse bienfaitrice de l'Assistance publique dont l'âme apparaît si noble dans ses dispositions dernières.

« Chaque donation qu'elle fait, toute infortune qu'elle veut soulager, est appréciée en quelques mots simples et touchants, et son langage respire l'amour de la justice et de l'humanité. On sent que sur le déclin de ses jours, privée de ses affections les plus chères, la petite ouvrière d'autrefois, parvenue au sommet de la fortune, s'est livrée dans le recueillement aux longues méditations. Elle a revécu les premières années de son existence avec leur incertitude du lendemain, les difficultés du début, et son cœur lui a inspiré les belles pensées qui font de son testament, suivant l'expression de M. Jules Simon, un chef-d'œuvre de libéralité intelligente et de bonté.

« Dans cette hospitalière maison, inaugurée par le premier magistrat de la République, passeront successivement des milliers de malades. Beaucoup, que la vie aura maltraités ou aigris, y entreront le cœur ulcéré. Espérons qu'ils n'y trouveront pas seulement la guérison physique ; qu'ils en sortiront encouragés et réconfortés par cette idée que la femme si riche et si généreuse à laquelle est due cette fondation ne fut pendant une grande partie de sa vie qu'une modeste ouvrière. Peut-être se reprendront-ils à espérer, retourneront-ils plus vaillamment au labeur quotidien, se disant que, si la Fortune est capricieuse personne, ses faveurs vont surtout à ceux qui savent se la rendre propice par le travail et la persévérance.

« Au nom de mes collègues du Conseil municipal, au nom de tous les déshérités qui trouveront ici un soulagement à leurs maux, je salue respectueusement la mémoire de Mme Boucicaut. »

M. Plassard, au nom des exécuteurs testamentaires de Mme Boucicaut, prononce les paroles suivantes :

Monsieur le Président,

Les exécuteurs testamentaires de Madame Boucicaut vous prient d'agréer le témoignage de leur respectueuse reconnaissance.

Par votre présence, vous avez glorifié une mémoire qui leur est infiniment chère.

Madame Boucicaut a donné un grand exemple en choisissant les pauvres pour ses héritiers.

Vous aussi, Monsieur le Président, vous donnez un très grand exemple en montrant à la France comment on honore les âmes généreuses.

M. le Président de la République dit ensuite qu'il avait tenu à présider l'inauguration de l'hôpital Boucicaut :

« C'est au nom des malheureux, des pauvres, des souffrants,
« des misérables, a-t-il ajouté, que j'adresse ici à la mémoire
« de la Fondatrice de cet établissement un écho de l'hommage
« que je qualifierai presque de national. »

« Ma présence à l'inauguration était certainement chose na-
« turelle et je suis heureux d'assister à une manifestation
« qui revêt ce triple caractère d'honorer le travail, la charité et
« la reconnaissance. »

Avant de quitter le salon de réception, M. le Président de la République remet la croix de Chevalier de la Légion d'Honneur à M. Legros père, architecte chargé de la construction de l'hôpital, la rosette d'officier de l'Instruction Publique à M. Roussel, vérificateur de l'Assistance Publique, les palmes académiques à MM. Halley, Inspecteur des travaux, et Feret, conducteur du service municipal d'assainissement.

Au milieu des invités, qui font dans la salle la haie sur son passage en lui témoignant la plus respectueuse sympathie, M. Félix Faure se rend au buffet où un lunch avait été préparé par les soins des administrateurs du Bon-Marché et où une coupe de champagne lui est offerte.

M. le Président de la République revient ensuite dans la cour d'honneur où il s'arrête quelques instants pour entendre l'harmonie du Bon-Marché, qui exécute un morceau de son répertoire.

Avant de monter en voiture, M. le Président de la République adresse au personnel de l'hôpital que lui présente M. Longepierre, Directeur, et qui lui offre des gerbes de fleurs, les plus chaleureux éloges pour la mission toute de dévouement et d'abnégation qu'ils accomplissent avec tant de zèle au chevet des malades.

Il est onze heures et demie lorsque M. Félix Faure quitte l'hôpital Boucicaut pour rentrer à l'Elysée.

Clermont (Oise). — Imp. Daix Frères.

www.ingramcontent.com/pod-product-compliance
Lightning Source LLC
LaVergne TN
LVHW012021160826
845678LV00002B/954

* 9 7 8 2 3 2 9 6 5 4 5 2 2 *